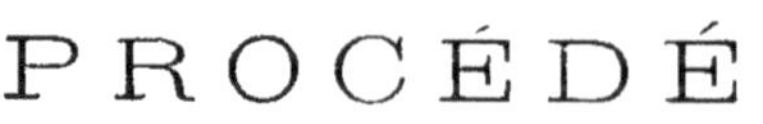

PROCÉDÉ

DE

RESTAURATION DE LA LÈVRE INFÉRIEURE

DANS LES ÉPITHÉLIOMES TRÈS ÉTENDUS

PAR

A. HEURTAUX (de Nantes)

PROFESSEUR DE CLINIQUE CHIRURGICALE A L'ÉCOLE DE MÉDECINE
CHIRURGIEN DES HOPITAUX

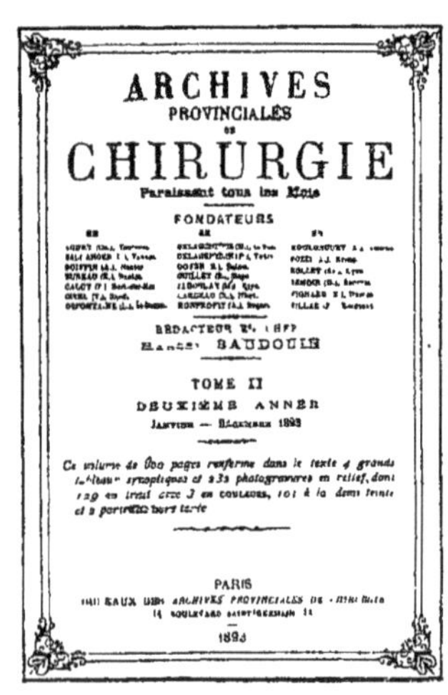

ARCHIVES
PROVINCIALES
DE
CHIRURGIE
Paraissant tous les Mois

FONDATEURS

RÉDACTEUR EN CHEF
BAUDOUIN

TOME II
DEUXIÈME ANNÉE
Janvier — Décembre 1893

Ce volume de 800 pages renferme dans le texte 4 grands tableaux synoptiques et 231 photogravures en relief, dont 129 en trait avec 3 en couleurs, 101 à la demi-teinte et 2 portraits hors texte

PARIS
BUREAUX DES ARCHIVES PROVINCIALES DE CHIRURGIE
14, BOULEVARD SAINT-GERMAIN, 14
1893

AVEC QUATRE FIGURES DANS LE TEXTE

PARIS

BUREAUX DES *ARCHIVES PROVINCIALES DE CHIRURGIE*

14, BOULEVARD SAINT-GERMAIN, 14

1893

PUBLICATIONS
DES
ARCHIVES PROVINCIALES DE CHIRURGIE
BUREAUX, 14, Boulevard Saint-Germain, 14, PARIS.

AUDRY (Ch.). — UN NOUVEAU PROCÉDÉ DE COLOSTOMIE ILIAQUE : COLOSTOMIE TRANSPARIETALE. — Une brochure in-8° de 5 pages, avec 2 figures. — Prix : 0 fr. 50. — Pour nos Abonnés : 0 fr. 20.

AUDRY (CH.) et AUDRY (J.). — ANGIOME PROFOND DE LA TOTALITÉ DU MEMBRE SUPÉRIEUR GAUCHE AVEC EXAMEN DE LA PIÈCE. — Brochure de 14 p., avec 3 photogravures en relief à la demi-teinte. - Prix : 1 fr. — Pour nos Abonnés : 0 fr. 80.

BAUDOUIN (MARCEL). — DE LA CHLOROFORMISATION A DOSES FAIBLES ET CONTINUES. [Travail couronné par l' *Académie de Médecine.* (Prix Alvarenga) et honoré d'une mention par l'*Académie des Sciences*) (Prix Babier), — Brochure de 88 p.. avec 3 fig. — Prix : 2 fr. 50. — Pour nos Abonnés : 2 fr.

BAUDOUIN (MARCEL). — UN NOUVEAU CAS DE XIPHOPAGE VIVANT : LES SŒURS *Radica-Doodica d'Orissa.* (Extrait des C. R. de l'*Académie des Sciences*, 1892). — Brochure in-4° de 4 pages. — Prix : 0 fr. 20. — Pour nos Abonnés : 0 fr. 15.

BAUDOUIN (MARCEL). — LES EXCURSIONS DU CONGRÈS DE PAU DANS LES BASSES ET LES HAUTES PYRÉNÉES. — (Extrait de la *Revue des Sciences Nat. de l'Ouest* et des C.R. de l'*Assoc. franc. pour l'avanc. des Sciences*), 1891. — Brochure de 20 pages avec 5 photogravures à la demi-teinte. — Prix : 0 fr. 75. — Pour nos Abonnés : 0 fr. 50.

BOIFFIN (A.) — DU TRAITEMENT CHIRURGICAL DE L'INVAGINATION INTESTINALE CHRONIQUE. — Une brochure in-8° de 32 pages, avec 4 belles photogravures en relief à la demi-teinte. — Prix : 1 fr. 75. — Pour nos Abonnés : 1 fr. 50.

BOLOGNESI (A.). — DE LA CHLOROFORMISATION A DOSES FAIBLES ET CONTINUES DANS LA POSITION DECLIVE A 45° — Brochure in-8° de 14 p., avec 5 fig. et 2 photograv. à la demi-teinte dans le texte. — Prix : 1 fr. — Pour nos Abonnés : 0 fr. 80.

COIGNET (Ph.). — TRAITEMENT DES FRACTURES COMPLIQUÉES DE LA JAMBE. *De la résection immédiate des extrémités osseuses et résultats éloignés.* — Une brochure in-8° de 16 pages, avec 4 belles photogravures en relief à la demi-teinte. — Prix : 1 fr. — Pour nos Abonnés : 0 fr. 80.

CONDAMIN (R.). — DE L'OMPHALECTOMIE ET DE LA SUTURE A TROIS ÉTAGES DANS LA CURE RADICALE DES HERNIES OMBILICALES (*Etude des indications et de quelques procédés opératoires récents*). — Une brochure in-8° de 28 pages, avec 7 figures. — Prix : 1 fr. 75. — Pour nos Abonnés : 1 fr. 50.

DAYOT (H.). — DE LA RÉSECTION COSTALE DANS LE TRAITEMENT DES ABCES FROIDS THORACIQUES. — Brochure in-8° de 16 p., avec 1 fig. dans le texte. — Prix : 0 fr. 80. — Pour nos Abonnés : 0 fr. 65.

DEFONTAINE (L.). — EXTIRPATION DU CANCER DE L'ESTOMAC : ÉTUDE SUR UN CAS DE GUÉRISON. — Brochure de 16 p., avec 8 figures. — Prix : 1 fr. — Pour nos Abonnés : 0 fr. 80.

DEFONTAINE (L.). — SYMPHYSE THORACO-BRACHIALE ET ANTI-BRACHIALE. — Brochure de 9 p., avec 2 photogravures en relief à la demi-teinte. — Prix : 0 fr. 60. — Pour nos Abonnés : 0 fr. 50.

DELAGENIERE (H.). — STATISTIQUE DES OPERATIONS PRATIQUÉES AU MANS EN 1891. Brochure de 12 p. — Prix : 0 fr. 50. — Pour nos Abonnés : 0 fr. 40.

DELAGENIÈRE (H.). — TRAITEMENT DE L'OURAQUE DILATÉ ET FISTULEUX PAR LA RÉSECTION ET LA SUTURE. (*Une observation*). — Une brochure in-8° de 10 pages, avec 4 figures. — Prix : 0 fr. 60. — Pour nos Abonnés 0 fr. 50.

DELAGENIÈRE (H.). — DE L'INTERVENTION CHIRURGICALE DANS LES TUMEURS DE LA DURE-MÈRE (*Une observation*). — Une brochure in-8° de 24 pages, avec 6 figures dont 2 photogravures à la demi-teinte. — Prix : 1 fr. 75. — Pour nos Abonnés : 1 fr, 50.

DOYEN (E.). — CONTRIBUTION A LA CHIRURGIE DE L'ESTOMAC ET DE L'INTESTIN : *12 observations personnelles de chirurgie stomacale et 20 cas d'entérotomie et d'entérectomie.* — Brochure très soignée, de 56 p., avec 29 fig. dont 8 en *couleurs*. — Prix : 3 fr. — Pour nos Abonnés : 2 fr.

DOYEN (E.). — QUELQUES OPÉRATIONS SUR LE FOIE ET LES VOIES BILIAIRES : *Cholécystotomie idéale ou à sutures perdues ; Cholédochectomie avec cholédochorrhaphie*, etc., etc. — Brochure de 30 p., avec 17 figures. — Prix : 2 fr. — Pour nos Abonnés : 1 fr. 50.

DOYEN (E.). — TRAITEMENT CHIRURGICAL DES AFFECTIONS INFLAMMATOIRES ET NÉOPLASIQUES DE L'UTÉRUS. (*Deux procédés inédits d'Hystérectomie abdominale et vaginale; la castration totale par le vagin*). — 2ᵉ Edition *revue et complétée*. — Un beau volume in-8° de 125 pages avec 47 figures dans le texte, dont 26 en *couleurs* et 6 photogravures à la demi-teinte. — Prix : 5 fr. — Pour nos Abonnés : 3 fr. 50.

FERRIER (J.). — DE LA GREFFE DENTAIRE. — Brochure in-8° de 32 pages. — Prix : 1 fr. 25. — Pour nos Abonnés : 1 fr.

GANGOLPHE (M.). — SUR LES TUMEURS BLANCHES CONSÉCUTIVES A DES TUBERCULES DES PARTIES MOLLES JUXTA ÉPIPHYSAIRES. — Brochure de 8 p. — Prix : 0 fr. 40. — Pour nos Abonnés : 0 fr. 30.

GANGOLPHE (E.). — ETUDE SUR LES LOCALISATIONS OSSEUSES HÉRÉDO-SYPHILITIQUES TARDIVES (*Lésions des os longs, de la colonne vertébrale et du bassin*). — Brochure in-8° de 24 pages avec 10 figures dans le texte, dont *neuf* photogravures à la demi-teinte. — Prix : 2 fr. — Pour nos Abonnés : 1 fr. 50.

PROCÉDÉ DE RESTAURATION DE LA LÈVRE INFÉRIEURE DANS LES ÉPITHÉLIOMES TRÈS ÉTENDUS

PAR

Alfred HEURTAUX (de Nantes)

Professeur de Clinique chirurgicale à l'Ecole de Médecine,
Chirurgien des Hôpitaux.

Parmi les opérations autoplastiques qui s'imposent au chirurgien, l'une des plus communes est certainement la restauration de la lèvre inférieure. Cela tient à la fréquence de l'épithéliome ou cancer de cette région.

Les traumatismes, les cicatrices vicieuses peuvent, sans doute, nécessiter parfois la réparation; mais le contingent qu'ils fournissent est si minime que je les passerai sous silence.

Il n'en est pas de même de l'épithéliome de la lèvre inférieure, maladie très fréquente, puisque j'ai eu l'occasion d'en opérer cent douze. Le plus souvent limité, le mal est presque toujours justiciable d'opérations simples, n'entraînant pas une large destruction de la lèvre. Je laisserai de côté ces nombreux cas où il suffit d'enlever une petite portion de tissu et où, par conséquent, la réparation est facile.

Je me borne à mentionner les procédés journellement mis en usage.

1° *Dans les cas où le mal est peu étendu* : L'excision semi-lunaire du bord libre, la plaie étant abandonnée à elle-même. Il est aujourd'hui peu de chirurgiens qui s'abstiendraient de la réunion immédiate.

L'excision cunéiforme, suivant le procédé de Bouisson, s'adressant aux cas où l'épithéliome, assez étendu en largeur, mais superficiel, peut être détruit par l'ablation, au bord libre, d'un morceau en forme de tranche d'orange ; la muqueuse et la peau, appliquées l'une contre l'autre, sont unies par la suture et reconstituent le bord libre de la lèvre.

Enfin, un procédé qui a de nombreuses applications est l'excision en V. Les bords de la perte de substance sont facilement rapprochés et suturés. Dans ce dernier procédé, si les branches du V sont un peu écartées et ont peine à se joindre, la libération profonde des lambeaux rend la réunion facile.

2° *Si le cas est plus grave*, si par exemple la *moitié* de la lèvre inférieure doit être enlevée, il est encore possible de faire une excision en V et de rapprocher les bords par simple mobilisation, à l'aide d'une dissection qui détruit leurs connexions profondes avec le périoste du maxillaire et, chez les sujets dont les tissus sont flasques, comme on le voit chez certains vieillards, le résultat n'est pas mauvais.

Mais il sera parfois nécessaire de débrider l'une des commissures à l'aide d'une incision comprenant toute l'épaisseur de la joue et s'étendant jusqu'au bord antérieur du masséter. Cette incision fournit un large lambeau triangulaire qu'on libère de ses adhérences au maxillaire par une dissection un peu étendue, dans laquelle on prend soin de couper la muqueuse buccale au niveau de son cul-de-sac inférieur, là où elle se réfléchit sur la face externe du maxillaire pour se continuer avec les gencives. Cette incision donne au lambeau une grande mobilité et permet à la muqueuse d'accompagner, sans tiraillements, le lambeau que l'on rapproche de la branche opposée du V. Une suture verticale réunit les deux branches du V, et, pour reconstituer le bord libre de la nouvelle portion de lèvre, on suture la muqueuse à la peau. Une suture faite à la joue réunit les bords de l'incision transverse. A l'extrémité externe de celle-ci, en haut, il y a toujours un excès de peau qui forme un pli vertical saillant. Pour le faire disparaître, il suffit d'exciser un petit lambeau de peau triangulaire, à pointe supérieure ; deux ou trois points de suture réunissent cette plaie insignifiante et donnent un excellent résultat. La commissure nouvelle doit être également l'objet d'une attention particulière et reconstituée par des points de suture.

Je viens de mentionner un détail opératoire d'une grande importance et que nous retrouverons plus loin : la suture de la muqueuse à la peau, pour reconstituer le bord libre de la lèvre. Sans cette précaution, le nouveau bord libre présenterait une plaie qui, abandonnée à elle-même, serait exposée à la suppuration, longue à se cicatriser, donnant lieu dans tous les cas à un tissu de cicatrice d'aspect peu agréable.

A qui doit-on attribuer le mérite de ce perfectionnement? Serre (de Montpellier) et Dieffenbach se sont disputé la priorité de l''idée des bordures muqueuses des rebords labiaux sous forme d'ourlet. Si l'on en croit Bouisson, la question doit être résolue en faveur du chirurgien de Montpellier. D'après les auteurs du Compendium de Chirurgie, Rigaud attribue ce procédé à Werneck qui, en 1817, ayant à opérer un sujet atteint d'atrésie buccale, rabattit la muqueuse vers les bords de la division cutanée et réunit au moyen de points de suture.

Quoi qu'il en soit, il faut retenir ce précepte : quand une lèvre doit être refaite, il est indispensable de reconstituer avec soin le bord libre à l'aide de la muqueuse suturée à la peau en forme d'ourlet.

3° Je viens de parler des cas où la moitié environ de la lèvre inférieure est sacrifiée. Mais il y en a d'autres beaucoup plus graves, où *les trois quarts*, *la totalité* de la lèvre doivent être enlevés. Il arrive même parfois qu'une commissure envahie nécessite une perte de substance qui dépasse en étendue la largeur de la lèvre. Il faut alors avoir recours à l'autoplastie proprement dite.

La nature, la souplesse des tissus et la vitalité de la région donnent ici des facilités particulières. Cependant il est deux conditions indispensables pour obtenir une réparation satisfaisante et surtout permanente.

1° Il faut un lambeau de dimension suffisante pour éviter les tiraillements de voisinage et les brides qui en pourraient résulter;

2° A sa face profonde, le lambeau doit toujours être pourvu d'une muqueuse. Sans cette dernière précaution, le lambeau, convenable au moment de l'opération, se rétracte plus tard en dedans, se recroqueville; et, quand la cicatrisation est achevée, le résultat définitif laisse beaucoup à désirer.

Il faut donc adopter comme principe absolu, même dans les cas les plus graves, que *la lèvre inférieure doit toujours être réparée et avec les restes de la lèvre normale, s'il en existe, et avec les joues*, en ajoutant cette condition essentielle que le lambeau doit comprendre toute l'épaisseur de la lèvre ou de la joue, y compris la muqueuse. Quand on se borne à emprunter la peau, même doublée d'une bonne épaisseur de tissus, soit au menton, soit à la région sus-hyoïdienne, on ne remplit pas les conditions voulues et le résultat définitif est défectueux. Aussi les procédés de Chopart et de Syme doivent-ils être abandonnés.

Serre (de Montpellier) et Dieffenbach, pour ces cas graves, employaient deux lambeaux empruntés aux deux joues et dans lesquels était comprise la muqueuse. Serre débride horizontalement les deux commissures jusqu'au voisinage des masséters et obtient ainsi deux épais lambeaux triangulaires qu'il détache de leur adhérence au maxillaire inférieur par une dissection plus ou moins étendue. Ayant lié les vaisseaux, il ramène au contact les lambeaux qu'il a formés et les unit sur la ligne médiane à l'aide de la suture entortillée. Au niveau du bord labial, formé par le côté supérieur de chaque lambeau triangulaire, il réunit la muqueuse avec la peau. L'ouverture de la bouche, dit Bouisson, d'abord très irrégulière à cause de la brièveté de la lèvre inférieure et du froncement de la lèvre supérieure qui paraît trop grande et surplombe d'une manière désagréable, s'améliore par la suite.

La méthode de Dieffenbach diffère de la précédente en ce que les deux lambeaux latéraux, au lieu d'avoir la forme d'un triangle, sont quadrilatères, ce qui facilite leur rapprochement. Voici comment ce procédé est décrit par Chauvel (1) :

« La tumeur enlevée par deux incisions formant un V à sommet inférieur, on prolonge les commissures en dehors dans une étendue suffisante, en coupant d'abord la peau et les muscles, sans intéresser la muqueuse buccale que l'on sectionne séparément et un peu plus haut. Deux incisions verticales sont ensuite pratiquées de haut en bas, à l'extrémité externe des sections précédentes de la joue, et descendant vers le bord libre de la mâchoire inférieure. Les deux lambeaux quadrilatères ainsi formés sont disséqués, rapprochés et réunis sur la ligne médiane, pendant que la muqueuse suturée avec la peau reforme le bord libre de la lèvre et les commissures. Les deux plaies résultant de la translation des lambeaux sont abandonnées à la suppuration. »

Bouisson dit que Jœsche a donné une direction courbe à la coupe anguleuse résultant de l'incision externe de Dieffenbach, mais sans arriver à corriger cette imperfection.

Procédé proposé.

Dans le procédé (2) que je vais décrire, et qui s'applique aux cas les plus graves, les avantages sont les suivants :

1° Un seul lambeau emprunté à une joue suffit presque toujours. Son amplitude le rend susceptible de reconstituer au moins les trois quarts de la lèvre inférieure; avec un débridement de la commissure du côté opposé, la lèvre entière se trouve refaite, même si l'extension du mal au delà de l'une des commissures exige l'ablation de la partie voisine de la joue.

2° La forme du lambeau lui permet de décrire, par une sorte de mouvement de roue, un quart de cercle, et de venir combler la large brèche sans laisser derrière lui le moindre vide, la moindre plaie devant bourgeonner, car toutes les incisions peuvent être réunies par la suture.

3° Comme dans les procédés de Serre et de Dieffenbach, le lambeau est tapissé à sa face profonde d'une muqueuse saine.

Depuis l'année 1864, j'ai eu vingt-cinq fois l'occasion d'exécuter ce procédé qui m'a toujours donné un résultat satisfaisant.

(1) Chauvel. — *Précis d'opérations de chirurgie*, 2e édition, Paris, 1883, p. 532.

(2) Je dois les figures qui accompagnent la description du procédé opératoire à l'obligeance de M. Samuel Bonjour.

On doit remarquer que tous ces faits, à l'exception d'un, ont été vus à l'hôpital, c'est-à-dire dans le milieu où se rencontrent les gens les plus sujets à l'épithéliome et les moins soigneux de leur santé. La plupart s'étaient adressés à des guérisseurs et avaient subi une ou plusieurs applications caustiques. Il est à espérer qu'à l'avenir les cas graves seront moins fréquents. Les malades, mieux avisés, renonceront à ces dangereuses pratiques qui donnent à l'épithéliome une marche rapide ; instruits par l'exemple des autres, ainsi que j'en ai eu des preuves, ils accepteront plus volontiers l'intervention chirurgicale précoce.

Pour la description du procédé, je supposerai d'abord un cas simple, c'est-à-dire une perte de substance comprenant les trois quarts ou la totalité de la lèvre inférieure. Puis j'indiquerai la ligne de conduite que l'on doit suivre quand une commissure labiale est envahie, lorsque des glandes lymphatiques dégénérées existent au-dessous de la symphyse ou dans la région de la glande sous-maxillaire, enfin quand il y a adhérence de la tumeur au maxillaire.

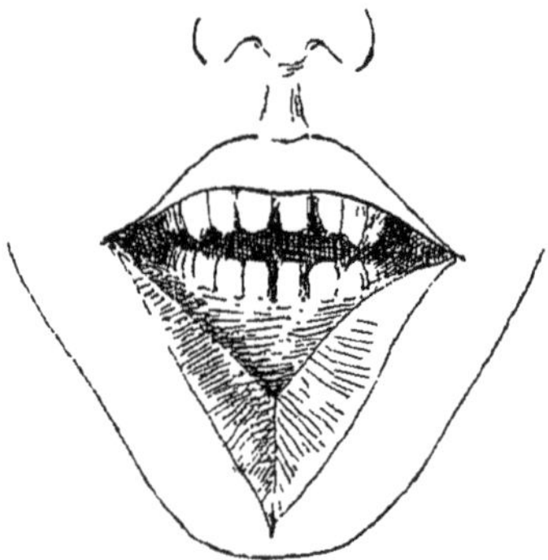

Fig. 1. — Brèche faite à la lèvre inférieure.

Quand le cancer occupe la presque totalité ou toute l'étendue de la lèvre inférieure, l'excision largement faite au delà des limites apparentes du mal doit représenter un large V à branches très écartées, dont les extrémités confinent aux commissures labiales, si même elles ne les dépassent, tandis que la pointe s'avance sur la saillie mentonnière du maxillaire inférieur (*Fig. 1*). Presque toujours le développement du cancer n'est pas symétrique : il a débuté et prédomine vers l'un des côtés, plus souvent à gauche de la ligne médiane (1). Supposons que tel soit le cas. Il vaut mieux alors que la pointe du V soit placée un peu à gauche de la partie moyenne du menton, afin d'enlever plus complètement les tissus malades ; et c'est également à la joue gauche que sera emprunté le lambeau autoplastique, à moins d'un envahissement étendu de la commissure correspondante.

Le tracé du lambeau destiné à reconstituer la lèvre inférieure est exactement indiqué sur la *Fig. 2.* Faites d'abord une incision comprenant la peau, et qui partant de la commissure gauche se dirige d'abord

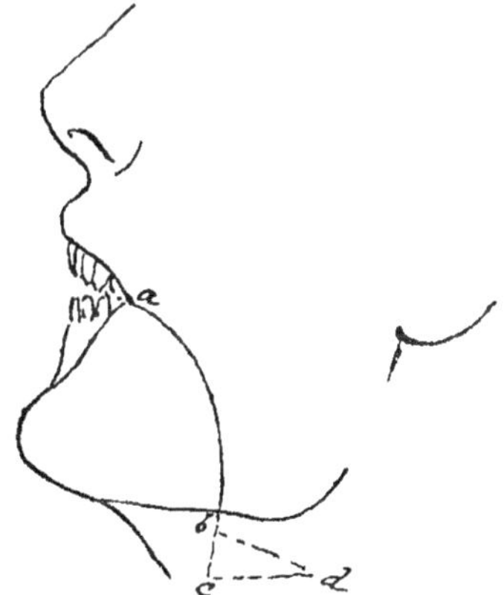

Fig. 2. — Tracé du lambeau d'autoplastie. — Légende : *a, b, c,* tracé ; — *b, c, d,* petit lambeau cutané à exciser.

droit en dehors, puis s'incurve de façon à s'abaisser verticalement et à croiser perpendiculairement le bord inférieur du maxillaire exactement au niveau du passage de l'artère faciale. Cette incision (*Fig. 2, a, b, c*) dépasse le bord du maxillaire d'un bon travers de doigt. Dans son ensemble, elle représente environ un quart de cercle, et, par sa partie postérieure, elle confine au bord antérieur du masséter.

L'artère faciale est disséquée au point où elle croise le maxillaire et coupée entre deux ligatures.

On achève alors de tailler le lambeau en reportant le bistouri à la commissure labiale et l'on coupe la joue dans toute son épaisseur,

(1) Dans les vingt-cinq cas qui font la base de ce travail, onze fois le mal avait nettement débuté à gauche et prédominait de ce côté ; six fois l'épithéliome avait commencé à droite et y était plus développé ; une fois il avait commencé à droite et néanmoins prédominait à gauche ; une fois le début s'était fait au milieu ; six fois enfin, les malades ne purent dire exactement en quel point le cancer s'était montré et l'envahissement était égal des deux côtés.

couche par couche, en suivant la direction de l'incision cutanée. Chemin faisant, on reconnaît facilement au voisinage de la commissure l'artère faciale que l'on saisit avec deux pinces à forcipressure avant d'en faire la section. Quand il ne reste plus que la muqueuse, on la coupe avec les ciseaux guidés sur le doigt placé dans la cavité buccale.

A ce moment, toutes les pinces à forcipressure qu'il a fallu mettre sont remplacées par des ligatures au catgut.

Le temps suivant consiste à mobiliser le large lambeau de la joue. Ce lambeau étant attiré en dehors, on coupe avec le bistouri la muqueuse qui tapisse sa face profonde, au fond du cul-de-sac, là où elle se réfléchit pour se continuer avec les gencives. On possède ainsi un lambeau muni à sa face profonde d'une muqueuse qui empêchera sa déformation ultérieure et permettra de donner un revêtement muqueux au bord libre de la nouvelle lèvre.

A ce moment, on détache le lambeau de la face externe du maxillaire, en suivant cet os de près, toutefois sans en attaquer le périoste. On s'assure de temps en temps du degré de mobilité du lambeau, et l'on s'arrête quand il peut, par une sorte de mouvement de roue, venir se placer dans la brèche qu'il doit combler. En général, ce résultat est facilement obtenu ; quelquefois il peut être utile de mobiliser un peu le côté opposé du V pour le mettre en contact facile avec le bord correspondant du lambeau.

L'hémostase étant faite, on s'occupe des sutures. C'est la suture à points séparés qu'il faut préférer. Je fais généralement deux ou trois points de suture profonde, et pour cela, je me sers volontiers de fils d'argent ; les points superficiels sont faits au crin de Florence.

Le bord interne du lambeau est d'abord fixé à la branche droite du V, et, de suite, on peut juger un peu du résultat. Deux ou trois points profonds assurent la solidité du lambeau. Celui-ci est presque entièrement traversé par les fils profonds ; la muqueuse seule est respectée, en sorte que l'aiguille, enfoncée dans la peau à 12 ou 15 millimètres du bord, sort à la face profonde du lambeau tout près du liséré de la muqueuse, dans la partie la plus profonde de la tranche, puis pénètre dans la partie correspondante du bord opposé, très près et même au contact de la muqueuse, pour sortir à la surface cutanée à 12 ou 15 millimètres du bord. Deux ou trois points profonds passés de la sorte sont utiles. Dans les intervalles se placent un plus ou moins grand nombre de points plus superficiels, au crin de Florence, de manière à obtenir une coaptation parfaite.

Alors doit être constitué le bord libre de la nouvelle lèvre, par suture de la peau du lambeau avec la muqueuse de sa face interne.

Mais, comme l'épaisseur du lambeau emprunté à la joue donnerait au bord de la lèvre un volume un peu exagéré, il est utile d'exécuter une petite manœuvre destinée à l'amincir. Avec une pince à dents de souris, on saisit un peu des tissus compris entre la peau et la muqueuse, et, à l'aide de ciseaux courbes, on en excise une épaisseur modérée. Le bord supérieur du lambeau se trouve ainsi légèrement excavé en gouttière transversale, la muqueuse et la peau peuvent d'autant mieux s'adapter par leurs bords, et le résultat est meilleur. La peau est ainsi bordée avec la muqueuse dans une longueur suffisante pour donner à la nouvelle ouverture buccale des dimensions convenables.

Il reste enfin à réunir du côté de la joue le bord externe du lambeau. Ici, comme au côté interne, on prend la précaution de placer deux ou trois points de suture profonde, s'avançant jusqu'à la muqueuse buccale, mais sans la comprendre. Des points plus superficiels, en nombre suffisant, sont placés dans les intervalles. Il importe de mettre un soin particulier au point de suture qui répond à la nouvelle commissure et à celui qui fixe l'angle supéro-interne du lambeau.

A ce moment, l'opération peut être regardée comme finie (*Fig* 3). Cependant, par suite du mouvement de rotation du lambeau, il se fait au-dessous du bord du maxillaire, à l'angle inférieur de la suture de la

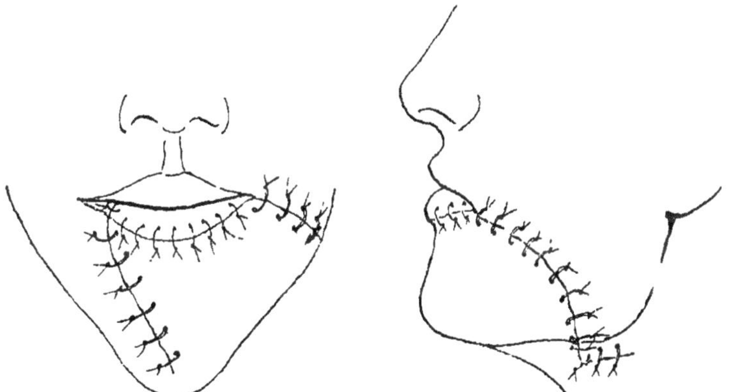

Fig. 3. — Autoplastie terminée. — Sutures placées. Vue de face.

Fig. 4. — Autoplastie terminée. — Sutures fixées. Vue de profil.

joue, une petite saillie cutanée en forme de pli, constituée par excès de longueur de la lèvre externe de la suture. La correction de cette petite difformité est des plus simples : il suffit d'exciser un petit lambeau cutané en forme de V (*Fig. 2, b, c, d*), à pointe dirigée en arrière ; deux ou trois points de suture superficielle réunissent la petite plaie qui ne complique pas le manuel opératoire (*Fig. 4*).

L'opération ainsi conduite donne des résultats excellents. Non seulement, la régularité de la réparation est immédiatement satisfaisante; mais, après guérison et à longue échéance, il serait difficile de se rendre compte de l'étendue de la perte de substance, tant la conformation de la lèvre nouvelle laisse peu à désirer. Tout au plus présente-t-elle parfois un bord libre un peu épais, mais qui n'offre rien de choquant.

La section de l'artère faciale entre deux ligatures, au début de l'opération, me semble avoir un double avantage. D'abord elle permet de réaliser une hémostase relative ; et, quand on prend en outre la précaution de couper entre deux pinces à forcipressure le tronc de la faciale à son passage en dehors de la commissure où il est très facile à reconnaître quand on incise couche par couche les tissus, que d'autre part, les vaisseaux accessoires sont également saisis à mesure qu'on les divise, la perte de sang est réduite au minimum et en réalité très peu considérable, eu égard à la région sur laquelle on opère. Je dois faire observer que les ligatures doivent être faites avec beaucoup de soin et qu'il n'est pas prudent de négliger les moindres vaisseaux. Au début, il m'est arrivé de ne pas prendre ces minutieuses précautions, comptant sur la rétractilité des artères et sur la compression exercée par les sutures pour mettre obstacle à l'hémorrhagie. Or, deux fois, j'ai eu à m'en repentir : des hémorrhagies notables étaient survenues le jour de l'opération ; chez l'un de ces opérés, il avait fallu, plusieurs heures après, découdre les lambeaux, faire des ligatures et rétablir les sutures. Ces deux malades ont succombé et la perte de sang n'a peut-être pas été étrangère à cette issue funeste. Il faut remarquer que, dans ces opérations, il s'agit presque toujours de sujets avancés en âge, dont les artères rigides ont des parois peu susceptibles de se rétracter.

L'autre avantage de la ligature de la faciale est de diminuer la quantité de sang que reçoit le lambeau. Cette proposition peut sembler étrange et mérite une explication. Dans une des premières opérations que j'ai pratiquées j'avais ménagé à dessein le tronc de la faciale. Sans doute le résultat définitif fut bon; mais, dès les premiers jours, le lambeau fut volumineux, empâté, comme œdémateux ; et il fallut un assez long temps et une sorte de massage pour dissiper cet œdème. Je me suis demandé si, dans cette circonstance, il n'y avait pas eu un défaut d'équilibre entre la circulation artérielle et la circulation veineuse, les veines n'offrant pas au retour du sang des voies assez libres, alors que, par l'artère faciale, l'apport du sang n'avait subi aucune réduction. Quoi qu'il en soit, dans toutes mes autres opérations, le tronc de la faciale a été, de propos délibéré, lié et divisé, et jamais je n'ai revu le petit inconvénient que je viens de signaler.

Le lambeau génien, tel que je l'ai décrit, suffit ordinairement à restaurer la lèvre entière, si l'on mobilise dans une certaine mesure le côté opposé pour lui permettre de venir à sa rencontre.

Cependant, chez un certain nombre de malades à tissus plus rigides, ou quand une commissure labiale envahie par le cancer contraint de sacrifier une partie de la joue, il est utile, pour éviter une tension trop grande et obtenir une ouverture buccale suffisante, de joindre à la formation du lambeau génien le débridement de la commissure opposée. Ce débridement, qui doit comprendre toute l'épaisseur de la joue, se dirige droit en dehors, jusqu'au voisinage du masséter. Cela fournit un lambeau supplémentaire qui, libéré de ses attaches au maxillaire, peut s'avancer à la rencontre du lambeau principal et former le tiers environ de la lèvre nouvelle. On se comporte pour ce lambeau accessoire comme pour le principal ; c'est-à-dire que son bord supérieur, qui devra contribuer à former le bord libre de la nouvelle lèvre, sera légèrement excavé, sa muqueuse sera suturée à la peau, et enfin une suture réunira la plaie linéaire de la joue. Là aussi, par suite de la traction exercée sur le bord inférieur de la plaie génienne, le bord supérieur de cette plaie présente un petit excès de peau qui forme un pli vertical saillant à l'angle externe de l'incision, lorsque la suture est terminée. Pour le faire disparaître, il suffit d'enlever un petit lambeau en forme de V renversé (Λ). Ce perfectionnement produit le meilleur effet.

Si une *commissure labiale est profondément envahie* par le cancer, il vaut mieux tailler son lambeau dans la joue opposée.

Quand des *glandes lymphatiques* sont dégénérées, elles se trouvent généralement soit sous la symphyse, soit dans la région de la glande sous-maxillaire, quelquefois dans ces deux points à la fois. Or cette complication n'est point un obstacle à l'application du procédé de restauration que je viens de décrire. Pour les glandes situées sous la symphyse, une incision verticale distincte en permettra l'extraction, sans compromettre la vitalité du lambeau. Et quant aux glandes sous-maxillaires, il suffira de prolonger un peu plus bas l'extrémité inférieure et verticale de l'incision qui délimite en arrière le lambeau pour les atteindre et les enlever. Parfois ces glandes lymphatiques dégénérées adhèrent plus ou moins intimement à la glande sous-maxillaire elle-même ; celle-ci doit alors être sacrifiée.

Si le cancer *adhère à la surface de l'os*, ce qui n'est pas rare, il est indispensable d'enlever avec le ciseau et le maillet, dans une étendue supérieure à l'adhérence, toute la table externe du maxillaire de façon à pénétrer dans la couche de tissu spongieux de l'os (Obs. II, III, XIII, XV, XXV). S'il ne s'agit pas d'une adhérence simplement superficielle, mais d'un *envahissement*, il faut réséquer largement la portion d'os malade.

Chez un sujet qui ne figure pas dans le groupe que je décris en ce moment, parce que je l'ai opéré avant d'avoir employé le procédé du grand lambeau génien, l'envahissement du maxillaire inférieur occupait la région alvéolaire; j'ai pu ménager à la partie inférieure du corps de l'os une sorte de bande osseuse fort utile pour le soutien des lambeaux et la conservation de la forme du menton. Pour le dire en passant, ce malade est resté guéri et ne mourut que neuf ans plus tard d'une pneumonie.

Presque toujours l'altération est trop étendue pour autoriser ces résections limitées et l'on est contraint d'enlever des portions plus ou moins grandes du corps de l'os.

Les deux faits suivants prouvent que l'intervention peut être tentée et suivie de succès dans les cas les plus graves. Chez le malade de l'Observation XIX, non seulement toute la lèvre inférieure était prise, mais le cancer avait gagné la joue droite jusqu'à sa partie moyenne et un peu la lèvre supérieure; le maxillaire était envahi au niveau du trou mentonnier. Je fis l'ablation de toute la lèvre, de la moitié de la joue droite, de la glande sous-maxillaire droite à laquelle étaient accolés trois petits ganglions, de deux autres ganglions situés dans la région sushyoïdienne et enfin d'une large rondelle du maxillaire inférieur découpée avec la scie à chantourner au niveau du point malade. Or cette vaste perte de substance put être comblée avec un lambeau emprunté à la joue gauche, ce qui restait de la joue droite étant mobilisé pour favoriser le contact; et le malade guérit de cette intervention complexe avec un résultat des plus satisfaisants.

Chez un autre malade (Obs. XXIII), obligé de réséquer toute la partie moyenne de la mâchoire et d'enlever une large étendue de parties molles, afin de soutenir le lambeau génien, j'ai perforé le maxillaire près de sa section, du côté du grand lambeau, et ce trou m'a permis d'y passer un fil d'argent qui, d'autre part, traversait le lambeau génien au voisinage de son pédicule. Ce fil avait le double avantage d'attirer en avant les parties molles vers la brèche à combler et d'empêcher le morceau correspondant du maxillaire divisé de se porter en dedans. La langue fut maintenue attirée en avant, pendant trois jours, à l'aide d'une sorte de minerve et le malade fut alimenté cinq jours par une sonde nasale. Il a guéri de cette grave opération.

En ce qui concerne l'envahissement des parties molles, seize fois le mal occupait les trois quarts ou les quatre-cinquièmes de la lèvre. Neuf fois la lèvre tout entière était prise et plusieurs fois l'une des commissures avait été envahie ; et, malgré l'énorme destruction, un seul grand lambeau a suffi, l'autre côté étant mobilisé pour faciliter le rapprochement. Dans un cas unique (Obs. XI), les deux commissures et la partie voisine des deux joues étaient si largement dégénérées, que je fus contraint d'employer deux grands lambeaux empruntés aux deux joues pour combler la perte de substance. Cette malade est restée guérie.

Les avantages de cette opération sont multiples. D'abord elle rend l'intervention possible chez des sujets qui, au premier aspect, sembleraient atteints d'un mal sans remède et avaient été déclarés inopérables (Obs. XII). En second lieu, la facilité de la réparation permet de faire une très large ablation des tissus dégénérés, circonstance des plus essentielles comme on le sait. Enfin la beauté du résultat obtenu doit bien être prise en considération dans la région qui nous occupe.

Il ne faut pas se dissimuler, il est vrai, que l'opération est grave. Sur mes vingt-cinq malades, quatre sont morts. Mais il convient de se demander si cette mortalité de 16 °/₀ ne peut pas être atténuée.

La question d'âge a certainement de l'importance. Ainsi onze de mes malades avaient moins de 60 ans : ils ont tous guéri. Les quatre cas mortels se rapportaient à des sujets ayant 62, 74, 75, 86 ans. Cependant j'en ai guéri cinq de 62 à 70 ans, quatre de 71 à 75, un de 83 ans.

Les accidents qui ont entraîné la mort ont été : le choc traumatique suivi d'affaiblissement progressif, la pyohémie, l'érysipèle compliqué de pyohémie, un érysipèle tardif. Il est bon de rappeler que deux de ces malades avaient eu dans la journée de l'opération une hémorrhagie ayant dû contribuer à aggraver leur position. Delà le précepte que j'ai donné de lier minutieusement tous les vaisseaux ouverts au cours de l'opération. Je dois également noter que mes dix derniers malades, opérés depuis les progrès de la méthode antiseptique, ont tous guéri. On est donc en droit d'affirmer que la mortalité actuelle de cette opération est très inférieure à 16 °/₀.

Mais quel en est le résultat définitif ou éloigné? Dans quelle mesure peut-on espérer une guérison durable ?

Lorsque l'épithéliome de la lèvre inférieure est limité, que les glandes lymphatiques de la région sous-maxillaire ne sont pas malades ou que, étant manifestement déjà envahies par l'épithéliome, elles n'ont pas un gros volume, la proportion des guérisons définitives est considérable.

Il est évident qu'on ne peut avoir les mêmes espérances dans les cas très graves dont je viens de m'occuper, où le mal est diffus, si étendu que parfois certains chirurgiens l'ont déclaré inopérable. Ici, que peut-on attendre de l'intervention chirurgicale?

Sur les vingt-un malades qui ont guéri de l'opération, il en est deux que je n'ai pu retrouver.

Les dix-neufs opérés au sujet desquels des renseignements précis m'ont été fournis ou que j'ai revus moi-même nous donnent *dix* exemples de guérison et *neuf* récidives.

L'une des guérisons est trop récente (six mois) pour qu'il soit raisonnable d'en tenir compte.

Mais d'autre part, au nombre des récidives, il en est une qui s'est montrée si tardivement, qu'on peut se demander s'il ne s'agissait pas plutôt d'une nouvelle invasion du mal, au voisinage de la région primitivement atteinte, car cette nouvelle évolution de l'épithéliome n'a entraîné la mort que vingt ans après l'opération.

Cette supposition d'un nouveau foyer, indépendant du premier, est d'autant plus vraisemblable que, dans les cas où la récidive se produit, elle se manifeste de bonne heure : 7 ou 8 mois après l'opération le malade présente déjà une récidive inopérable, et la mort survient un an, dix-huit mois, deux ans après l'opération. Comme on le voit, cet exemple d'une survie de vingt années pourrait être compté comme un succès.

Qu'on le range néanmoins, si l'on veut, au nombre des récidives véritables, il n'en restera pas moins établi que neuf guérisons durables peuvent être opposées à neuf récidives.

Et cette guérison se maintient depuis deux ans pour un malade ; et pour les autres elle remonte à 4, 6, 8, 14 ans ; elle est restée complète même pendant 24 ans chez un malade mort d'hémorrhagie cérébrale.

Quand on songe à l'extrême gravité du mal chez les sujets qui ont subi cette opération, on peut considérer comme un beau succès d'obtenir 50 °/₀ de guérisons définitives. Il faut noter que plusieurs de ces malades restés guéris présentaient des glandes dégénérées et une adhérence de la tumeur au maxillaire, circonstances très défavorables et aggravant beaucoup le pronostic.

En présence d'un mal à marche fatale, devant entraîner la mort au milieu d'horribles souffrances, l'intervention serait un devoir même si les résultats n'étaient pas aussi satisfaisants.

TABLEAUX D'OBSERVATIONS.

OBSERVATIONS.	*Morts de l'opération*	*Morts de récidive.*	*Restés guéris.*	*Sans renseignements.*
I. — Gr... Pierre, 56 ans. Toute la lèvre inf. envahie. Deux ganglions : 1 sous la symphyse ; 1 auprès de la glande sous-maxillaire gauche.			Resté guéri 6 ans 1/2. Mort de tuberculose pulmon. et d'abcès tub. au côté droit de la poitr.	
II. — Br.... Auguste, 39 ans. Les 4/5 de la lèvre; cinq mois après, ablation d'un petit noyau récidivé, adhérent au maxillaire : table externe de l'os enlevée avec ciseau et maillet.			Resté guéri 24 ans. Mort d'hémorrhagie cérébrale.	
III. — P....... Pierre, 46 ans. Toute la lèvre, glandes cervicales prises, adhérence au maxillaire. Ablation des glandes et de la table ext. du maxill. inf.		Récidive inopér. 7 ou 8 mois après.		
IV. — M. G...., 37 ans. 4/5 de la lèvre. Pas de ganglions.		Mort seulement 20 ans après l'opér. Peut-être nouv. apparition du mal.		
V. — A.... Mathurin, 58 ans. Très large envahissem. 1 glande sous ls symphyse, un peu adhérente à l'os.				Sans renseignements.
VI. — B..... Auguste, 29 ans.. Très vaste épithél. 1 glande dans la région sous-maxillaire droite ; 3 ou 4 petites sous la symphyse.		8 mois après récidive inopérable.		
VII. — S.... Jean-Marie, 75 ans, les 4/5 de la lèvre. Pas de ganglions.— A eu une hémorrhagie abondante le jour de l'opération.	Mort d'infection purulente 19 jours après l'opération.			
VIII. — L.... Jean, 74 ans. Les 4/5 de la lèvre. Pas de ganglions. Hémorrhagie dans la journée.	Mort 7 jours après, d'affaissement.			

OBSERVATIONS.	*Morts de l'opération*	*Morts de récidive.*	*Restés guéris.*	*Sans Renseignements.*
IX. — Homme de 64 ans. Toute la lèvre. Adhérence au corps du maxillaire. 1 glande adhérente à l'os au niveau de la glande sous-maxillaire. Résection.		7 ou 8 mois après récidive inopérable.		
X. — Homme de 62 ans. 5/6 de la lèvre. Deux ganglions sous la symphyse.	Mort 43 jours après d'érysipèle etpyohémie			
XI. — Femme H...., 56 ans. Toute la lèvre et les deux commissures largement envahies.			Reste guérie depuis 14 ans.	
XII. — M. L...., 75 ans. Toute la lèvre ; 1 glande assez grosse sous la symphyse. Adhérence au maxillaire au niveau du menton. — A eu besoin de petites opérat. complémentaires, la dernière 3 ans 1/2 avant sa mort, causée par pneumonie.			8 ans après meurt de pneumonie.	
XIII. — L...., 44 ans. Toute la lèvre et la moitié de la joue droite. Adhérence au maxillaire.		Mort de récidive un an après.		
XIV. — Femme C..... Marie, 62 ans. Toute la lèvre et les commissures. Adhérence à la mâchoire. Glande sous-maxill. à gauche. Résection.		Récidive inopérable quelques mois après.		
XV. — G.... Louis, 86 ans. Énorme épithél. envahissant la joue gauche. Adhérence au maxill. 2 glandes sous la symphyse.	Mort d'érysipèle tardif.			
XVI. — P..... Pierre, 69 ans. 4/5 de la lèvre.			Reste guéri depuis près de 6 ans.	
XVII. — G.... Joseph, 69 ans. 4/5 de la lèvre. Deux glandes sous-maxill. à droite ; ablation de la glande sous-maxill. elle-même qui est un peu grosse.			Reste guéri depuis 5 ans.	
XVIII. — R...... Jean-Marie, 73 ans. Toute la lèvre ; 1 petit ganglion sus-hyoïdien en avant.		Mort de récidive 2 ans après.		

OBSERVATIONS.	*Morts de l'opération*	*Morts de récidive.*	*Restés guéris.*	*Sans renseignements.*
XIX. — F..... Pierre, 74 ans. Toute la lèvre; la joue droite prise jusqu'au milieu; un peu la lèvre super. à droite; maxill. infér. envahi; 5 ganglions: 2 sous la symphyse et 3 accolés à la glande sous-maxill. qui est enlevée. Résection.		Mort de récidive 16 mois après.		
XX. — C.... Louis, 71 ans. 4/5 de la lèvre.			Resté guéri depuis 4 ans.	
XXI. — S.... Jean, 53 ans. Toute la lèvre; 6 ganglions, 3 sous la symphyse, 3 sous-maxill. gauche.			Resté guéri depuis 4 ans.	
XXII. — M.... Louis, 57 ans. Toute la lèvre; neuf mois après. ablation de 3 glandes, 4 mois après une nouvelle glande.			Resté guéri depuis 2 ans.	
XXIII. — B.... Louis, 56 ans. Toute la lèvre. Adhérence au maxillaire. Plusieurs glandes sous la symphyse.		Mort de récidive 16 mois après l'opération.		
XXIV. — B.... Julien, 70 ans. 4/5 de la lèvre.				Sans renseignements.
XXV. — R.... Pierre, 83 ans. Toute la lèvre. 3 ganglions sous la symphyse. Adhérence au maxill. inf. en avant au milieu. Large ablation de la table ext. du maxill.			Guéri depuis 6 mois.	

Le Mans. — Typographie Edmond Monnoyer. — Déc. 1893.

78

GILLES DE LA TOURETTE. — LA VIE ET LES ŒUVRES DE THÉOPHRASTE RENAUDOT, fondateur du Journalisme et des Consultations charitables. *Edition du Comité pour l'érection d'une statue à Renaudot.* — Brochure de 52 p., avec 5 fig. dans le texte. En vente au bénéfice de la statue. — Prix : 1 fr.

GUILLET (E.). — PHLEGMON INFECTIEUX SOUS-LINGUAL. (*Angine de Ludwig*). — Brochure in-8° de 4 p. — Prix : 20. — Pour nos Abonnés : 0 fr. 15.

JABOULAY (M.). — LA GASTRO-ENTÉROSTOMIE. LA JÉJUNO-DUODÉNOSTOMIE. LA RÉSECTION DU PYLORE.—Brochure de 24 p., avec 4 fig. — Prix : 1 fr. 50. — Pour nos Abonnés : 1 fr. 20.

JABOULAY (M.). — GASTRO-ENTÉROSTOMIE ET GASTRO-DUODÉNOSTOMIE. — Une brochure in-8° de 8 pages, avec 4 figures dans le texte. — Prix : 0 fr. 75. — Pour nos Abonnés : 0 fr. 50.

JEANNEL (M.). — DE LA GASTRO-ENTÉROSTOMIE POUR DILATATION SIMPLE DE L'ESTOMAC ET POUR CANCER. — Broch. in-8° de 8 pages. — Prix : 0 fr. 75. — Pour nos Abonnés : 0 fr. 60.

KUMMER (E.). — OBSERVATION D'UN ANTHÉROME SOUS-CUTANÉ DU CREUX PALMAIRE ET CONSIDÉRATIONS SUR LA VALEUR SYSTÉMATIQUE DE L'ATHÉROME SOUS-CUTANÉ OU KYSTE ÉPIDERMOÏDE. — Brochure in-8° de 10 p., avec 1 photograv. en relief à la demi-teinte et 3 fig. dans le texte. — Prix : 0 fr. 75. — Pour nos Abonnés : 0 fr. 60.

LALANNE (G.). — TRANSMISSIBILITÉ DES MALADIES HÉRÉDITAIRES. — Brochure in-8°, de 4 p., très soignée. — Prix : 0 fr. 25. — Pour nos Abonnés 0 fr. 20.

LARGEAU (R.). — FIBROMYOMES DE LA RÉGION VULVO-PÉRINÉALE. — Une brochure in-8° de 8 pages, avec 5 figures dont une photogravure en relief à la demi-teinte. — Prix : 0 fr. 60. — Pour nos Abonnés : 0 fr. 50.

LIBOUROUX. — NOUVEAU TRAITEMENT DU PSOÏTIS ET DES ABCÈS PELVIENS PAR LE DRAINAGE TRANS-ILIAQUE. — Une brochure in-8° de 8 pages avec 2 fig. — Prix : 0 fr. 50. — Pour nos Abonnés : 0 fr. 40.

MARTEL (L.). — NOTE SUR UN CAS DE HERNIE ÉTRANGLÉE ET DE HERNIE PROPÉRITONÉALE AVEC TORSION DU MESENTÈRE. — Broch. in-8° de 8 pages avec deux photogravures à la demi-teinte. — Prix : 0 fr. 60. — Pour nos Abonnés : 0 fr. 50.

MONTPROFIT (A.). — LUXATION COMPLEXE EN ARRIÈRE DE L'ARTICULATION MÉTACARPO-PHALANGIENNE DU V° DOIGT. *Irréductibilité. Arthrotomie ; reduction ; guérison complète.* — Brochure de 4 p. — Prix : 0 fr. 25. — Pour nos Abonnés : 0 fr. 20.

PANTALONI (J.). — DE LA POSITION DE ROSE DANS LES OPÉRATIONS SUR LA FACE. (*Résection du maxillaire supérieur, d'une partie de l'éthmoïde et de l'os malaire, en position de Rose.*) — Une brochure in-8° de 7 pages avec une photogravure en relief à la demi-teinte. Prix : 0 fr. 35. — Pour nos Abonnés : 0 fr. 25.

POLLOSSON (M.). — DU TRAITEMENT DE CERTAINS ABCÈS AIGUS D'ORIGINE DENTAIRE PAR TRÉPANATION DE LA DENT AU COLLET. — Brochure in-8° de 4 pages. — Prix : 0 fr. 20. — Pour nos Abonnés : 0 fr. 15.

POUZET. — UN CAS D'OCCLUSION INTESTINALE PAR CALCUL BILIAIRE. LAPARATOMIE ET ENTÉROTOMIE. GUÉRISON. — Brochure de 5 p., avec 2 photogravures en relief à la demi-teinte. — Prix : 0 fr. 35, — Pour nos Abonnés : 0 fr. 25.

REBOUL (J.). — TUMEUR DE LA PAUME DE LA MAIN ET FIBRO-SARCOME A MYÉLOPLAXES. — Brochure in-8° de 11 p., avec 1 fig. dans le texte. — Prix : 0 fr. 50. — Pour nos Abonnés : 0 fr. 50.

REBOUL (J.). — EPITHÉLIOMA DU DOS DE LA MAIN (*Propagation aux vaisseaux et aux nerfs*). — Une brochure in-8° de 10 pages avec 1 figure. — Prix : 0 fr. 50. — Pour nos Abonnés : 0 fr. 40.

REVERDIN (A.). — DES TRACTIONS CONTINUES A L'AIDE D'UN APPAREIL SUSPENSEUR DESTINÉ A FACILITER L'EXTIRPATION DE L'UTÉRUS PAR LA VOIE ABDOMINALE DANS LE CAS DES TUMEURS SOLIDES. — Une brochure in-8° de 14 pages, avec 5 figures. dont 4 photogravures en relief à la demi-teinte. — Prix : 1 fr. — Pour nos Abonnés : 0 fr. 80.

REVERDIN (A.). — EPITHÉLIOMA DU GROS INTESTIN (*Résection. Guérison*). — Brochure in-8° de 4 pages. — Prix : 0 fr. 20. — Pour nos Abonnés : 0 fr. 15.

ROCHET (V.). — CURE RADICALE DES SPINA-BIFIDA, AVEC LARGE BRÈCHE OSSEUSE, PAR OSTÉOPLASTIE. — Une brochure de 14 pages avec 1 figure dans le texte. — Prix : 0 fr. 75. — Pour nos Abonnés : 0 fr. 60.

TACHARD (E.). — PROLAPSUS DU RECTUM. RECTOCOCCYPEXIE. GUÉRISON INCOMPLÈTE. — Une brochure in-8° de 4 p. — Prix : 0 fr. 20. — Pour nos Abonnés : 0 fr. 15

TEMOIN (D.). — LIPOME PÉRIMÉNINGÉ SIMULANT UN SPINA-BIFIDA. — Brochure de 5 p. avec 1 photogravure en relief à la demi-teinte. — Prix : 0 fr. 35. — Pour nos Abonnés : 0 fr. 25.

VIALLETON (L.) — ESSAI EMBRYOLOGIQUE SUR LE MODE DE FORMATION DE L'EXSTROPHIE DE LA VESSIE. — Une brochure in-8° de 25 pages avec 20 figures. — Prix : 2 fr. — Pour nos Abonnés : 1 fr. 50.

VIGNARD (E.). — RÉSECTION DE L'URÈTHRE DANS LES CAS DE RÉTRÉCISSEMENTS TRAUMATIQUES. — Brochure de 24 p., avec 4 fig. et des tableaux. — Prix : 1 fr. 50. — Pour nos Abonnés : 1 fr. 20.

VINCENT (E.). — TRAITEMENT DES PIEDS BOTS (VARUS ÉQUINS) CONGÉNITAUX DIFFICILES *par l'ostéoclasie sus-malléolaire, la tarsoplasie ou modelage du tarse sous-l'ostéoclaste de Robin-Mollière et la section sous-cutanée profonde des parties molles résistantes sur les faces interne et plantaire*). — Une brochure in-8° de 80 pages, très soignée, avec 56 figures dans le texte, dont 52 photogravures à la demi-teinte. — Prix : 4 fr. 50. — Pour nos Abonnés : 3 fr. 50.

Toutes ces brochures sont expédiées *franco* à domicile, si le prix en a été soldé à l'avance par mandat postal, bon de poste ou timbres-poste.

ARCHIVES PROVINCIALES DE CHIRURGIE

Paraissant tous les Mois

RÉDACTEUR EN CHEF : Dr MARCEL BAUDOUIN

BUREAUX, 14, Boulevard Saint-Germain, 14, PARIS

Les Archives provinciales de Chirurgie paraissent à Paris, tous les mois, par livraisons de 64-80 pages au moins, format grand in-8 raisin. Elles publient seulement des travaux originaux accompagnés, s'il y a lieu, de photogravures dans le texte. Ces travaux sont dus à des chirurgiens français exerçant en province; mais les colonnes des *Archives* sont en outre ouvertes aux chirurgiens étrangers, à tous les étudiants en médecine, aux externes et internes des hôpitaux et aux chefs de clinique des Facultés et Écoles de Médecine. Quelques pages, à la fin de chaque fascicule, sont réservées à l'analyse bibliographique des mémoires d'ordre chirurgical parus dans les journaux de médecine de province, dans le but spécial de faire connaître ces publications, qu'on a tant de peine à se procurer dans les plus grandes bibliothèques françaises ou étrangères.

ABONNEMENT ANNUEL

France et Algérie	20 fr.
Recouvré à domicile	20 50
Pays étrangers compris dans l'Union postale	23 »
Tous les autres pays	25 »

VENTE AU NUMÉRO

Un numéro : *à Paris*	2 fr.
— *expédié par la poste*	2 25

Les abonnements partent du 1er janvier et ne sont reçus que pour l'année entière. A quelque date de l'année que soit pris l'abonnement, l'Administration de la revue expédie tous les numéros parus depuis le 1er janvier.

Toutes les lettres, communications, livres, journaux, mandats, relatifs soit à la Rédaction, soit à l'Administration, doivent être adressées **franco** à M. le RÉDACTEUR EN CHEF-GÉRANT des *Archives provinciales de Chirurgie*, **14**, Boulevard Saint-Germain, Paris.

AVIS A NOS LECTEURS

I — SERVICE DES ENVOIS.

Pour éviter des retards dans la réception des fascicules des Archives Provinciales de Chirurgie, *nos lecteurs sont priés de s'abonner directement dans nos bureaux, 14, boulevard Saint-Germain, Paris.*

Il suffit pour cela d'adresser à M. l'Administrateur un mandat postal ou un bon de poste.

Nous engageons en outre nos abonnés, surtout ceux de l'étranger, à nous faire parvenir leur ADRESSE *d'une façon très exacte, tout changement dans nos petites adresses imprimées entraînant des frais assez considérables.*

II. — COLLECTIONS.

Les chirurgiens, qui seraient bien aise de posséder un jour la collection complète des Archives Provinciales de Chirurgie, *sont instamment priés de demander dès maintenant le* Numéro de Juillet 1892, *qui dans quelques semaines sera épuisé. A la fin de l'année, il sera presque sûrement impossible de se procurer en librairie ce premier numéro, édité avec un soin tout particulier et dont il ne reste plus en magasin, à l'heure actuelle, qu'un nombre très restreint d'exemplaires en bon état.*

Le Numéro I (Juillet 1892) des Archives Provinciales de Chirurgie, *étant sur le point d'être épuisé, l'Administration est obligée de vendre désormais au prix de* Quatre Francs *cette première livraison.*

III. — VENTE DES NUMÉROS DE 1892.

Depuis le 1er janvier 1893, il est presque impossible de se procurer separément tous les N[os] de 1892 des Archives provinciales de Chirurgie. *La plupart des numéros non écoulés sont reliés en un beau volume qui est mis en vente, broché, au prix de* QUINZE *Francs.*

IV. — SERVICE DES ABONNEMENTS.

Des abonnements d'un an aux Archives Provinciales de Chirurgie *peuvent être pris* sans frais *dans tous les bureaux de poste de la France et de ses colonies, ainsi que dans les bureaux de certaines puissances européennes (Belgique, Danemark, Italie, Pays-Bas, Suède, Norvège, Portugal et Suisse).*

Le Mans. — Typ. Ed. Monnoyer.